5 152 457.

Les Tuberculoses Osseuses

LE TRAITEMENT
DU MAL DE POTT

par le Docteur RIGAL
(de Valence)

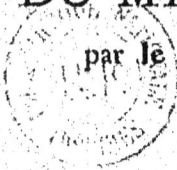

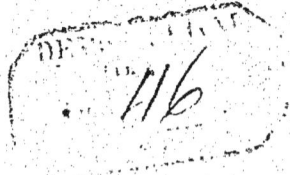

LE TRAITEMENT DU MAL DE POTT

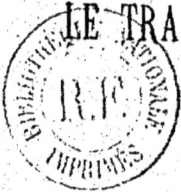

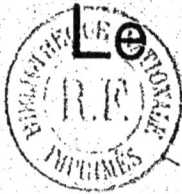

Le Traitement

du Mal de Pott

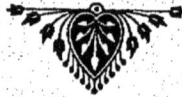

IMPRIMERIE
JULES CÉAS & FILS
VALENCE

LE
TRAITEMENT DU MAL DE POTT

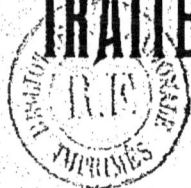

———◦❦◦———

Le mal de Pott qui n'apparaît aux yeux des familles que par son symptôme le plus apparent
« la bosse », désigne la tuberculose vertébrale loca-
lisée au rachis antérieur, corps vertébraux et disques
intervertébraux.

Comme toute lésion osseuse tuberculeuse, son traitement doit être à la fois étiologique et symptomatique,
c'est-à-dire agir d'une part sur la tuberculose même,
d'autre part, sur les complications banales de celles-
ci, les abcès, et sur les accidents variables avec sa
localisation même, la gibbosité.

Nous ne ferons pas des accidents nerveux un cha-
pitre spécial ; car, comme nous le verrons, dans la
plus grande majorité des cas, ils ne sont que la résultante d'une des précédentes complications de l'affection.

Traitement général

Le traitement général doit envisager tout à la fois :
le traitement hygiénique ;
le traitement médicamenteux ;
le traitement spécifique.

Nous ne dirons rien de ce dernier, qui ne donne actuellement aucun résultat appréciable quelle que soit la méthode employée.

L'hygiène du Pottique doit être minutieuse : le malade est un immobilisé ; et cependant aucune de ses fonctions ne doit en pâtir.

Où devra-t-il vivre ?

Tour à tour les climats marins et les cures d'altitude ont été conseillés ; ce sont évidemment choses fort recommandables, mais le seul séjour à la campagne, soit à la montagne, soit dans une plaine *ventilée*, donne de bons résultats.

Le vent est un merveilleux stimulant des échanges ; et Robin et Binet l'ont prouvé en constatant une notable augmentation de l'urée chez les malades exposés au vent. D'autre part, il excite l'appétit et rend le sommeil plus calme et plus profond.

Comment vivra-t-il ?

Le malade doit être au grand air de la campagne et cela du matin au soir, chaudement vêtu et couvert, au besoin muni de boules chaudes, pour qu'il puisse vivre dehors tout en restant préservé des seules intempéries ; l'aération nocturne de sa chambre assurera à ses voies respiratoires une atmosphère sans cesse renouvelée.

Son alimentation sera substantielle, reconstituante ; au besoin des repas fréquents permettront une alimentation intensive sans surcharge stomacale. Car, avant tout, nous devons le préserver des trop fâcheuses suralimentations, sources de tant de dyspepsies chez les tuberculeux gavés. — Viandes, lait, œufs, matières grasses, formeront la base des menus.

Le gros intestin sera l'objet d'une surveillance étroite pour éviter la constipation si fréquente chez les malades couchés.

Des frictions sèches ou à l'alcool accéléreront la circulation générale et assureront les fonctions cutanées en décapant la peau et en désobstruant ses pores.

L'héliothérapie, dont Poncet et son école ont montré les bienfaits, sera un heureux adjuvant.

Nous serons sobres de médicaments : respectons le tube digestif et ne l'obligeons pas à subir l'assaut des produits toujours nouveaux qui se disputent la faveur du jour : il n'y résisterait pas et serait déficient dans sa fonction propre : la digestion et l'assimilation des aliments. — L'huile de foie de morue l'hiver, les produits iodés l'été pourront être donnés.

Les cacodylates en injections sous-cutanées seront souvent utiles. Enfin, si l'appétit est languissant, si on a l'impression que cet état résulte d'une atonie gastro-intestinale, la strychnine sera heureusement employée.

Bien conduit, le traitement général aidera puissamment à l'heureuse évolution de l'affection, le traitement local se bornant à mettre le malade dans les conditions les plus favorables qui soient, pour une guérison se rapprochant le plus possible de la « restitutio ad intégrum » fonctionnelle, sinon anatomique.

Traitement local

Traitement de la gibbosité

Et tout d'abord à quoi est-elle due ?

La gibbosité est la résultante de l'affaissement du segment supérieur de la colonne vertébrale sur le segment inférieur, étant donné que la tuberculose détruit par un processus ulcéreux le corps vertébral. A cette action destructive de la tuberculose, s'ajoutent la pesanteur et surtout les contractures reflexes des masses musculaires sacro-lombaires : celles-ci, maintenant au contact les surfaces malades au fur et à mesure de leur destruction, créent un véritable cercle vicieux.

Il y a en quelque sorte fracture de la partie antérieure de la colonne vertébrale ; et ce fait est très sensible si on tente la réduction de la gibbosité sous anesthésie : celle-ci supprimant l'élément « *contracture* », la gibbosité disparaît par une simple pression quitte à se reproduire immédiatement.

Fait plus grave : si la lésion porte sur plus de deux vertèbres, le segment supérieur *glisse en arrière* sur le segment inférieur ; et les corps vertébreux du segment supérieur venant en contact avec le processus ulcéreux se détruisent plus rapidement encore, étant donné que *le tissu compact prédomine à la face supérieure et à la face inférieure* des vertèbres, mais fait défaut sur ses faces latérale et antérieure.

Comme nous le voyons sur nos figures la destruction osseuse affecte la forme d'un coin à base postérieure.

De ce fait les apophysés épineuses du segment supérieur basculent, et la première apophyse de ce segment est perceptible au doigt constituant la *marche d'escalier de Ménard*.

C'est le premier degré de la gibbosité perceptible.

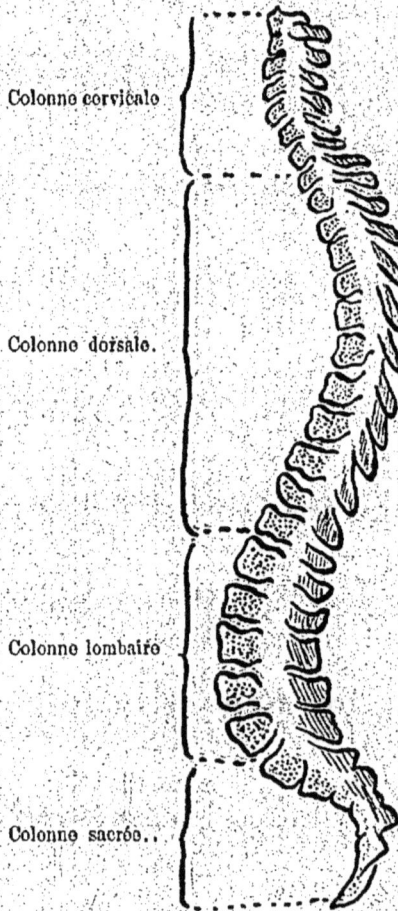

Colonne cervicale

Colonne dorsale.

Colonne lombaire

Colonne sacrée..

COLONNE VERTÉBRALE NORMALE
(en pointillé : rachis antérieur.
Haché : rachis postérieur).

au doigt, qui explore la colonne épineuse en remontant, et qui bute contre elle.

Si plusieurs corps vertébreux sont atteints, la gibbosité s'arrondira.

Peut-on la faire disparaitre ?

Oui, si elle n'est pas trop étendue.

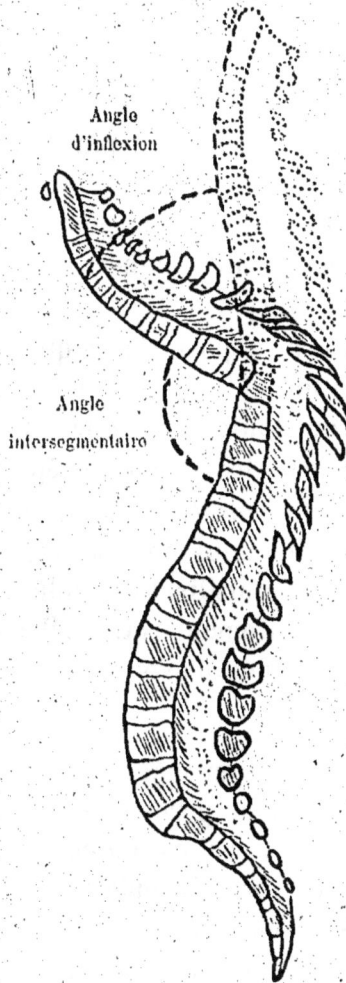

Angle
d'inflexion

Angle
intersegmentaire

Modifications apportées à la statique
de la colonne vertébrale par la gibbosité.

Oui, surtout si elle est traitée à la période du début des lésions.

Il ne faudrait pas croire que la gibbosité peut

guérir comme guerit un foyer de fracture, c'est-à-
dire grâce à un cal dû à la prolifération osseuse. Ce
que la tuberculose a détruit ne se répare pas : les
corps vertébraux ne se régénèrent pas, mais se sou-
dent seulement par ankylose fibreuse au début, osseuse ultérieurement.

La gibbosité doit disparaître par l'utilisation de
quatre éléments distincts :

1° Le tassement de la colonne postérieure, qui est
considérable au cou et aux lombes, mais peu accen-
tué à la région dorsale ;

2° L'atrophie des arcs postérieurs qui est due aux
troubles de nutrition et de croissance concomitants
et qui est égale pour toute la colonne vertébrale ;

3° L'infléchissement des apophyses épineuses ;

4° Les *lordoses compensatrices*. C'est sur l'étude de
ce dernier facteur que nous nous arrêterons un ins-
tant, car c'est de son utilisation judicieuse qu'est
née la méthode de traitement rationnel de la gibbosité Pottique à la période d'évolution de la maladie.

Spontanément, dans tout mal de Pott il se produit
des lordoses, et ce, pour permettre à l'équilibre du
corps de se maintenir : ceci est tellement vrai que, à
la période de contracture musculaire qui immobilise
tout le rachis, les malades y suppléent en fléchissant
les genoux. Ce n'est que lorsque la gibbosité se fixe
que les courbures de compensation apparaissent.

Comme le montrent nettement les figures ci-après,
plus les lordoses compensatrices sont loin de la gibbosité, plus celle-ci est apparente ; plus elles en sont
rapprochées, moins elle est visible.

D'où l'idéal thérapeutique est-il comme dans la

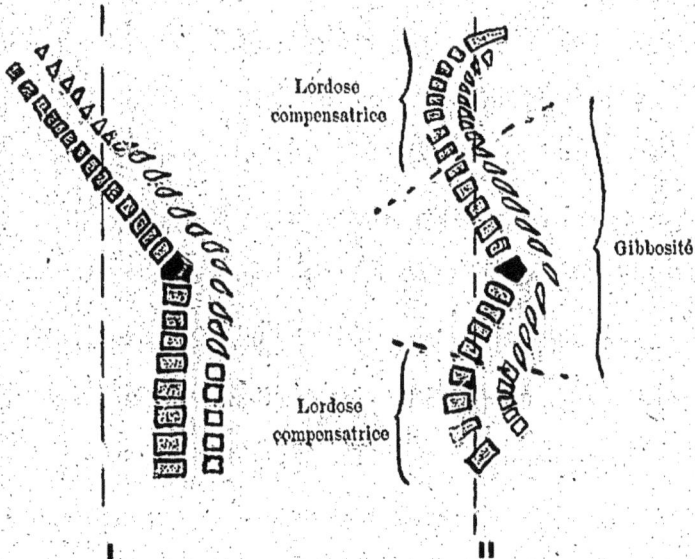

I
La gibbosité est angulaire
et comprend toutes les vertèbres
(Équilibre très instable)

II
La gibbosité est très apparente ;
les lordoses sont très éloignées.

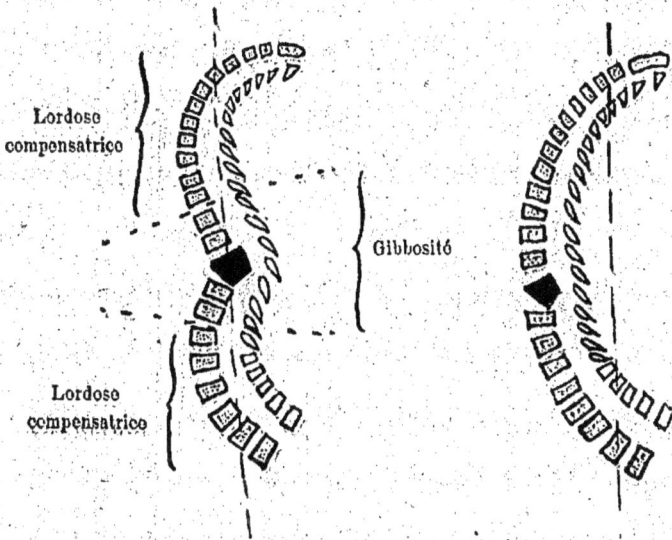

III
La gibbosité est peu apparente ;
les lordoses sont plus rapprochées.

IV
La gibbosité a disparu grâce à la
la lordose générale. Mais l'équilibre
statique est rompu. La position est
intenable pour le malade.

DU RÔLE DU SIÈGE DES LORDOSES COMPENSATRICES
DANS LE TRAITEMENT DE LA GIBBOSITÉ (D'APRÈS LELIÈVRE).

fig. IV d'arriver à la lordose générale du rachis. Mais pratiquement ceci est impossible, en raison du peu d'extensibilité de la colonne dorsale, et de la position extrêmement pénible qu'aurait à subir le malade.

Aussi :

Pour les colonnes cervicales et lombaires très extensibles, les lordoses seront faciles à produire.

Pour la colonne dorsale, fixerons-nous au préalable les colonnes cervicale et lombaire, et tâcherons-nous de créer des lordoses aussi rapprochées que possible du foyer pottique en *refoulant la gibbosité :* on hyperétendra ainsi tout le segment rachidien auquel appartient le foyer pathologique.

Enfin nous signalerons que :

A la région cervicale la gibbosité est rare par suite des dispositions anatomiques, qui font que la contracture reflexe tend à renverser la tête en arrière et que les apophyses transverses s'interposent entre les segments vertébraux, empêchant leur tassement.

A la région dorsale *très peu extensible,* les gibbosités sont très marquées.

A la région lombaire très extensible, les gibbosités sont très atténuées.

Comment réaliserons-nous son traitement ?

1° *En la prévenant.*

La lésion primitive généralement limitée à une ou deux vertèbres ne cause pas des gibbosités bien sensibles. Les lésions secondaires, les destructions osseuses par ulcérations dues à la compression, sont la cause des grandes gibbosités ; car les lésions s'étendent à un nombre variable mais appréciable de corps vertébraux.

Aussi ne doit-on pas attendre pour traiter un enfant qui souffre du dos que la gibbosité apparaisse.

L'examen minutieux du malade fera connaître précocement des contractures reflexes et si *l'examen clinique ne permet pas de localiser l'épine irritative, la radiographie s'en chargera.*

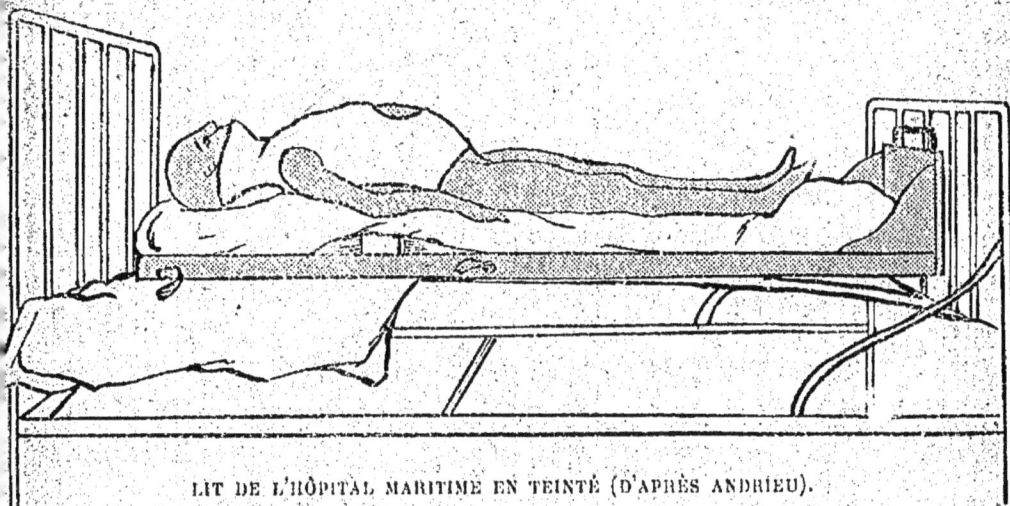

LIT DE L'HÔPITAL MARITIME EN TEINTÉ (D'APRÈS ANDRIEU).

2° *Si elle est constituée,*

De date récente, c'est-à-dire si le mal de Pott est en activité, le traitement orthopédique bien réglé, *l'atténuera ou même la fera disparaitre;*

D'ancienne date, c'est-à-dire si le mal de Pott est guéri, la seule chose à faire sera de n'y pas toucher.

Le traitement orthopédique doit répondre au triple desiderata :

Mettre au repos en position horizontale ;

Immobiliser la colonne vertébrale ;

Lordoser la colonne vertébrale ;

Pour y répondre, nous disposons de deux moyens ; heureusement combinés, ils donnent d'excellents résultats comme nous avons pu nous en rendre compte dans le service de M. Ménard, à Berk, où nous les avons vus appliquer.

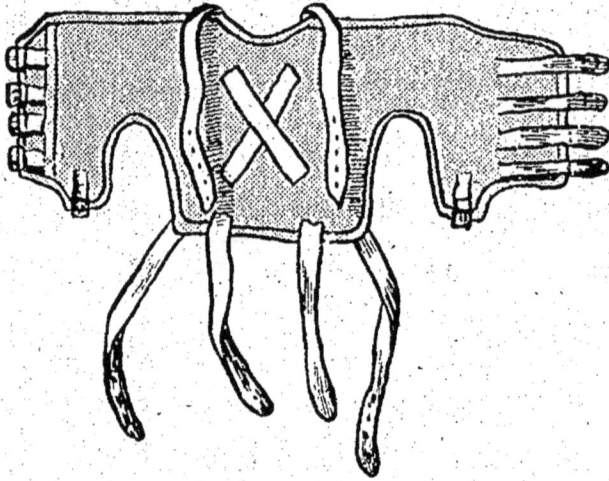

BRASSIÈRE EN COUTIL BALEINÉ

Ces moyens sont :

Le lit de l'hôpital maritime ou de Ménard qui est une variante du lit de Lannelongue, avec la brassière en coutil ;
Le corset plâtré.

Dans le lit de l'hôpital maritime, le malade est immobilisé par une brassière en coutil. L'hyperextension du rachis est faite par des cales successives, qu'on glisse sous le matelas de crin du lit, au niveau de la lésion osseuse. Si l'extension continue est nécessaire, il est d'une simplicité enfantine de la réaliser.

Il suffit pour le traitement des maux de Pott lombaires, lombo-sacrés et sacrés.

Il est nécessaire dans le cas d'abcès récidivants ou multiples, d'escharres, d'incontinence d'urine chez les jeunes enfants.

Il est utile pour maintenir les malades au repos horizontal avant la mise en plâtre : il fait disparaître les contractures réflexes et permet de lordoser facilement la colonne.

Il est insuffisant dans tous les autres cas.

La technique de l'appareil plâtré est trop bien faite partout, pour que nous voulions en parler : nous ne ferions que des redites inutiles. Nous insisterons seulement sur la façon différente de l'appliquer suivant la région à traiter.

Dans le mal de Pott cervical, la minerve est indispensable, avec plaques latérales montantes le long du maxillaire inférieur dans le mal de Pott sous-occipital. *L'extension simple* est suffisante ; s'il existe concomitamment du torticolis, on repoussera latéralement la tête par des tampons de coton de grosseur progressivement croissante, intercalés entre le maxillaire inférieur et la branche montante de l'appareil.

Dans le mal de Pott dorsal supérieur et moyen, il faut *fixer le rachis lombaire en rectitude, et la colonne cervicale en légère extension.* De la sorte, la propulsion de la colonne dorsale sera possible et efficace. L'appareil sera une minerve faite en suspension dans la position assise.

Dans le mal de Pott dorsal inférieur et dorso-lombaire, en raison du peu d'extensibilité de la région, comme la position idéale serait impossible à faire supporter à un malade, il faut *fixer sans lordoser le rachis lombaire, et propulser la région dorsale.* L'appareil sera mis en suspension dans la position assise, prendra le cou, et ne sera pas échancré au niveau de la région abdominale inférieure, de façon à éviter une bascule de l'abdomen en avant, et par suite une lordose lombaire.

Dans le mal de Pott lombaire, il faut *lordoser fortement* le rachis. Le décubitus ventral est la position de choix pour faire l'appareil, le corps simplement soutenu par deux supports, l'un situé au niveau des genoux, l'autre aux épaules. L'appareil prendra tout le thorax et une cuisse. Une large échancrure de la paroi abdominale, favorisera la propulsion en avant du rachis lombaire.

Combien de temps durera ce traitement orthopédique ?

Très longtemps, et ce n'est que progressivement qu'on fera les malades et les familles à l'idée de la longueur du traitement. Il faut en effet compter *trois ans*, avant que le malade entre dans la période de convalescence.

A ce moment, progressivement le malade pourra se lever avec un appareil plâtré au début, puis rapidement avec un appareil de soutien, en celluloïd de préférence.

Mais cette seconde période devra être prolongée plusieurs années sous peine de récidives, qui remettraient tout en état.

Traitement des abcès

Nous savons que les abcès pottiques naissent sur la face antérieure et surtout sur les faces latérales des corps vertébreux. Nous savons encore que de là :

Les abcès provenant *de la colonne cervicale et des quatre premières dorsales fusent vers la clavicule*, constituant les abcès récurrents de Bouvier.

Les abcès, provenant *de la colonne ... sale de la IVe D^{le}* à *la XIe D^{le} ne fusent jamais en suivant le psoas, apparaissent quelquefois sous la douzième côte, souvent dans la gouttière vertébrale après avoir traversé les espaces intercostaux, évoluent volontiers dans le canal rachidien où ils seront la cause de la paraplégie.* (L'anatomie pathologique a en effet prouvé que ce n'est pas la pachy-méningite qui produit la paraplégie, que jamais la moëlle n'est comprimée par le canal rachidien, sauf le cas de séquestre, mais que si on n'observe jamais de paraplégie dans les maux de Pott avec abcès à évolution externe, on l'observe lorsqu'on ne perçoit nulle part d'abcès).

Les abcès provenant de la *colonne lombaire suivent le psoas, apparaissent quelquefois dans le triangle de J.-L. Petit, ne descendent jamais dans le petit bassin.*

Les abcès d'*origine sacrée descendent dans le petit bassin.*

Ces abcès ne doivent à *aucun prix* se fistuliser ; et s'il y a bien une complication grave entraînant le danger de mort, c'est bien la fistulisation des abcès pottiques. Tant que la cavité de l'abcès reste infectée du seul bacille de Koch, la guérison est possible car le pus bacillaire est un pus atténué, peu virulent ; mais du moment qu'une fistule le met en contact avec l'extérieur, des associations microbiennes sont susceptibles de l'envahir et là est la gravité. Si d'autre part on veut bien se rendre compte du volume de l'abcès pottique, notamment de l'abcès qui suit la gaine du psoas, si on envisage la grande étendue que présentent les anfractuosités d'une telle poche, on peut dire que les parois de ces abcès sont pratiquement impossibles à stériliser ; et le malade mourra fatalement de cachexie.

L'abcès pottique, rationnellement traité, perd son allure envahissante ; il se forme lentement, a peu de tendance à récidiver, est même susceptible de résorption spontanée. Si le travail de défense qui amène celle-ci est insuffisant, si cette insuffisance se signale par un lent accroissement de l'abcès, alors, et seulement à ce moment, nous ponctionnerons. La ponction soulagera le travail de réaction de l'organisme en évacuant les débris caséeux.

La ponction est-elle donc le seul traitement de l'abcès pottique à défaut d'une abstention raisonnée ?

Autrefois, on a tenté d'un brillant coup de couteau chirurgical d'enlever la paroi des abcès : des désastres et pour le moins des récidives suivies de fistules ont été la rançon d'une clinique insuffisante.

Plus récemment, la laminectomie a tenté de guérir la paraplégie pottique : partant d'une conception fausse, la compression de la moelle par le canal rachidien, elle n'a pas donné les résultats attendus et est abandonnée. — Poursuivant le même but, Ménard a préconisé la costo-transversectomie. Cette intervention semble avoir été abandonnée trop vite ; son inconvénient évident est d'ouvrir un foyer fermé ; mais elle évacue complètement l'abcès qui ne trouve aucune issue, elle décomprime la moelle et met le malade en état de mieux lutter contre l'infection générale.

D'ailleurs, la paraplégie guérit le plus souvent spontanément par le traitement ordinaire de la lésion vertébrale.

Mais mieux encore que la ponction, serait de prévenir la formation de l'abcès ; et là encore, c'est à un diagnostic précoce, suivi d'une immobilisation rigoureuse et prolongée que nous devons d'éviter la formation d'abcès.

Nous avons, en effet, eu l'occasion de voir à Berck des malades en voie de guérison qui, lassés du long traitement d'immobilisation, marchaient et se levaient malgré les conseils avisés de leur médecin. Au bout de quelque temps, nous les voyions revenir obligés de reconnaître la justesse du pronostic dont ils étaient prévenus, et porteurs de volumineux abcès par congestion.

Comment faut-il faire la ponction ?

Deux principes supérieurs doivent guider le médecin :

1° La ponction devra être faite avec une *asepsie rigoureuse*, aussi rigoureuse que pour une intervention abdominale : et ce, pour éviter les infections secondaires, qui ne demandent qu'à venir compliquer l'infection tuberculeuse.

2° La ponction *ne devra jamais être faite* au point déclive pour éviter la fistulisation qui ne demande qu'à se faire.

La ponction sera faite avec une seringue de Luer banale et un trocart de un à deux millimètres de diamètre.

Sera-t-elle simple ou suivie d'injections modificatrices ?

Bien souvent, la ponction simple suffira, car elle évacuera la poche de son contenu caséeux, produit de désagrégation de la poche. Mais il y a deux indications nettes des injections modificatrices :

1° Le contenu de l'abcès est trop fongueux, et rien ne sort par l'aspiration ;

2° Le liquide se reforme rapidement après la ponction, la poche s'agrandit, devient superficielle et menace de se fistuliser.

Dans le premier cas, il faut liquéfier le contenu de l'abcès ; dans le second cas, il faut au contraire assécher, scléroser les parois.

Nous ne passerons pas en revue les divers produits employés dans ce but ; nous n'indiquerons que ceux adoptés couramment à l'heure actuelle et dont nous avons pu juger par nous-même des heureux effets.

Dans le premier cas, le thymol camphré à la dose de 2 parties de thymol pour 1 de camphre dissoute dans de l'éther et dont on injecte 5$^{cm^3}$ au maximum donne des résultats merveilleux ; il transforme l'abcès froid *fongueux* en un *abcès chaud aseptique*. Les phénomènes réactionnels apparaissent en 24 ou 48 heures et peuvent nécessiter des enveloppements humides.

Des ponctions simples répétées suffiront à évacuer le liquide ainsi produit.

Dans le second cas, l'éther iodoformé à 10 pour 100 donne des résultats remarquables.

Cependant dans certains cas rares l'abcès reste fongueux, mais a une marche envahissante due le plus souvent à un traitement insuffisant de la lésion osseuse ; l'éther iodoformé est contre-indiqué par la présence des fongosités ; le thymol camphré est lui aussi contre-indiqué par la marche envahissante de l'abcès auquel il donnerait encore un coup de fouet.

Alors des injections huileuses au mélange iodoforme-créosote-gaïacol sont indiquées. Mais la première chose à faire sera d'assurer une immobilisation plus exacte.

Ainsi donc, que faut-il à un pottique pour guérir ?

L'application soigneuse et rationnelle d'un appareil périodiquement renouvelé.

La surveillance vigilante du médecin traitant.

Une patience remarquable tant de la part des familles que des malades.

Le séjour à la campagne.

Ces conditions sont facilement réalisables par la coopération des familles et de leur médecin ; de la sorte pourra-t-on obtenir tout à la fois, d'une part la guérison en bonne position des pottiques, c'est-à-dire sans la « bosse amoindrissante », d'autre part, le traitement à domicile des malades, d'où l'inutilité des séjours prolongés et coûteux à des plages lointaines.

BIBLIOGRAPHIE

ANDRIEU . . . . . Le traitement du mal de Pott chez l'enfant (Gaz. des Hôpitaux, 1911).

CALOT. . . . . . . L'orthopédie indispensable (MALOINE, 1911).

CALVÉ. . . . . . . Le traitement des abcès froids tuberculeux (Archives de Médecine, 1910).
Le traitement du mal de Pott (Archives médico-chirurgicales de province, 1911).

DELORE et CHALIER La tuberculose osseuse (DOIN, 1910).

DENUCÉ. . . . . . Chirurgie du Rachis. Orthopédie. (In Pratique des maladies des Enfants, BAILLIERE, 1913).

GAYET . . . . La Gibbosité dans le mal de Pott (Thèse de Lyon, 1899).

KIRMISSON . . . . Chirurgie infantile (MASSON, 1906).

LANNELONGUE. . . Tuberculose vertébrale (Paris, 1888).

LELIÈVRE . . . . . Traitement orthopédique du mal de Pott (Thèse de Paris, 1912).

MÉNARD. . . . . . Etude pratique sur le mal de Pott (MASSON, 1900).
La radiographie et le diagnostic de la tuberculose ostéo-articulaire (Congrès de l'Association de Pédiatrie, 1911).

MOUCHET . . . . . Le mal de Pott (In maladies du Rachis, (BAILLIERE, 1912).

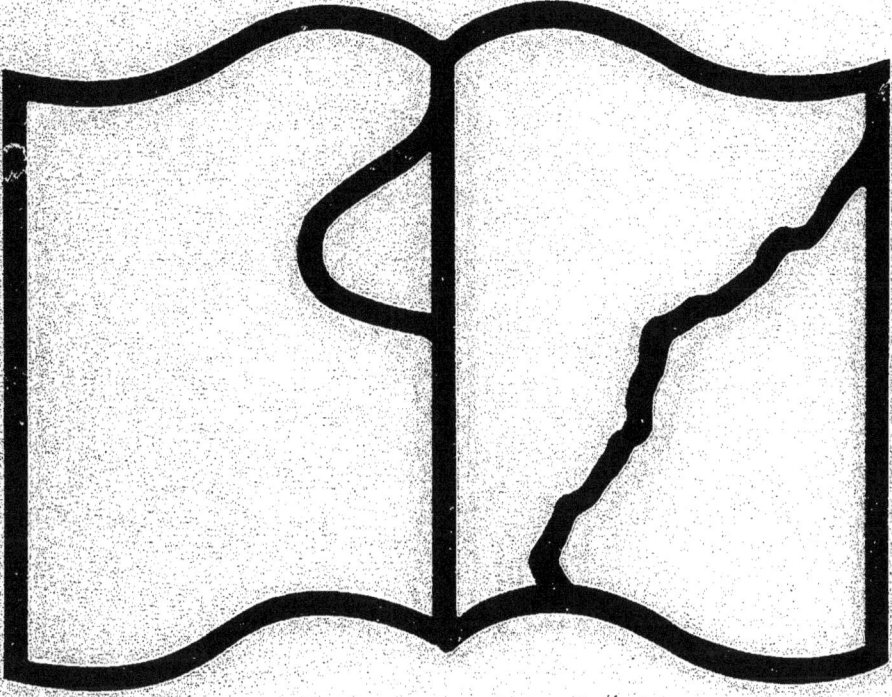

Texte détérioré — reliure défectueuse

NF Z 43-120-11

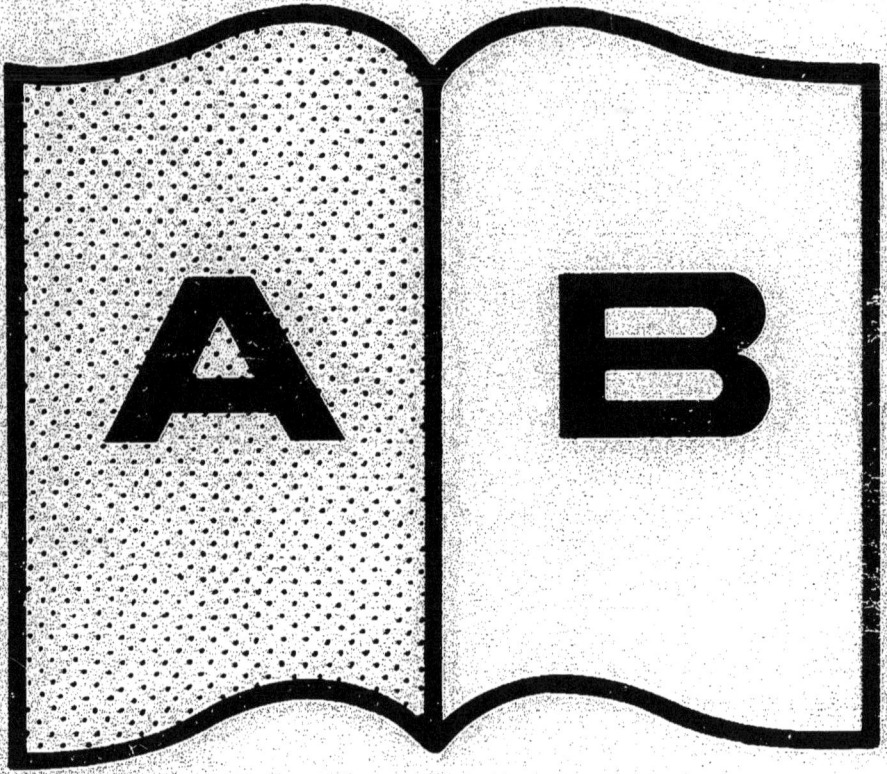

Contraste insuffisant

NF Z 43-120-14

www.ingramcontent.com/pod-product-compliance
Lightning Source LLC
Chambersburg PA
CBHW060529200326
41520CB00017B/5178